NINA WINKLER

Yoga

DELIUS KLASING VERLAG

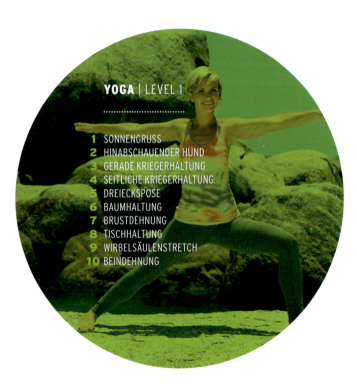

YOGA | LEVEL 1

1. SONNENGRUSS
2. HINABSCHAUENDER HUND
3. GERADE KRIEGERHALTUNG
4. SEITLICHE KRIEGERHALTUNG
5. DREIECKSPOSE
6. BAUMHALTUNG
7. BRUSTDEHNUNG
8. TISCHHALTUNG
9. WIRBELSÄULENSTRETCH
10. BEINDEHNUNG

SCHNELL UND EFFEKTIV ZUM **YOGA**-BODY

Schlanke, lange Muskeln und eine entspannte Geisteshaltung – das sind nur einige Effekte einer regelmäßigen Yogapraxis. Das Üben von dynamischen, dehnenden und kräftigenden Asanas garantiert eine bessere Muskelspannung – sozusagen das Make-up unter der Haut – und sorgt für einen straffen, glatten Look. Die Beine werden geformt, der Bauch flacher, das Gewebe straffer. Durch das gezielte Dehnen vernachlässigter Partien wie Brust und Hüftbeuger wird Ihre Haltung entscheidend verbessert. Die Verbindung mit langen, tiefen Atemzügen führt im Körper zu hormonellen Veränderungen, die für eine Reduktion von Stresshormonen sorgt. Und schalten Sie ab! Telefon und Türklingel sollten Pause machen; das komplette Programm dauert auch nur eine halbe Stunde. Üben Sie drei- bis viermal wöchentlich, und versuchen Sie sich nach drei bis vier Wochen am Medium-Programm. Nur wenn Sie Muskeln und Geist fordern, findet eine weitere Verbesserung statt! Sehr hilfreich ist in diesem Zusammenhang eine vegane, möglichst salzarme Ernährung. Viel frisches Gemüse sorgt für einen zusätzlichen Fatburner-Effekt. Und jetzt: ab auf die Matte!

Viel Spaß beim Üben wünscht Ihnen

Ihre Nina Winkler

ÜBUNG 1

SONNENGRUSS

A
Aufrecht stehen, Füße geschlossen halten, Oberschenkel aktivieren. Bauchnabel einziehen und Schultern entspannen. Handflächen aneinanderlegen und Arme nach oben ausstrecken. Blick nach oben richten.

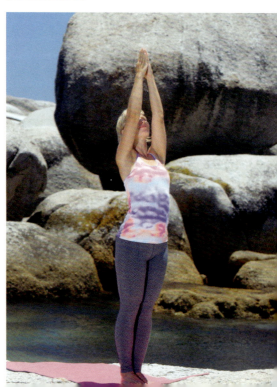

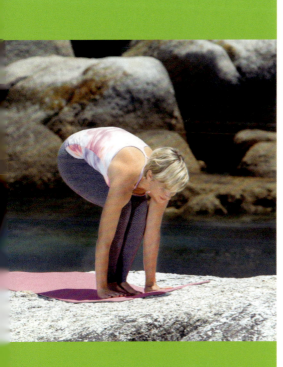

B
Oberkörper aus der Hüfte heraus gerade nach vorn neigen und Knie beugen, Arme über die Seiten absenken und schließlich den Oberkörper entspannt herabhängen lassen. Hände neben den Füßen aufsetzen.

Durchführung
zusammenhängend mit Übung 2 und 3
Wiederholungen
3 x je Seite
Dauer
Endposition drei Atemzüge lang halten und dabei tief durch die Nase atmen

ÜBUNG 2

HINABSCHAUENDER HUND

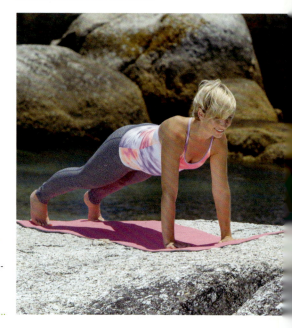

A

Aus Position 1B zuerst mit dem rechten, dann dem linken Bein nach hinten steigen, bis Oberkörper und Beine sich auf einer Ebene befinden. Bauch und Beckenboden aktivieren, Blick zum Boden richten.

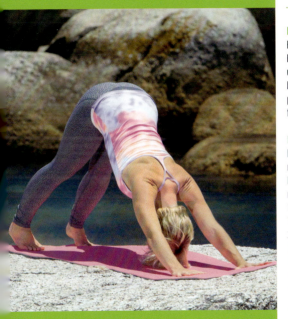

B
Fersen in den Boden drücken. Heben Sie den Po an, bis Beine und Oberkörper ein Dreieck bilden, die Hüfte den Scheitelpunkt darstellt. Handflächen fest in den Boden drücken.

Durchführung
Nach 1B im ersten Durchgang mit rechts, im zweiten Durchgang mit links zuerst nach hinten steigen. Fortfahren mit Übung 3.

Wiederholungen
3 x je Seite

Dauer
Endposition drei Atemzüge lang halten und dabei tief durch die Nase atmen

ÜBUNG 3

GERADE KRIEGERHALTUNG

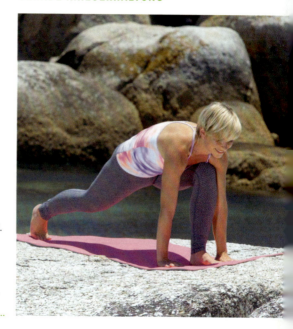

A

Mit dem linken Fuß einen großen Schritt nach vorn zwischen die Hände machen. Wenn nötig, machen Sie zwei Schritte und nehmen die linke Hand zu Hilfe. Hüfte sinken lassen und den Rücken strecken.

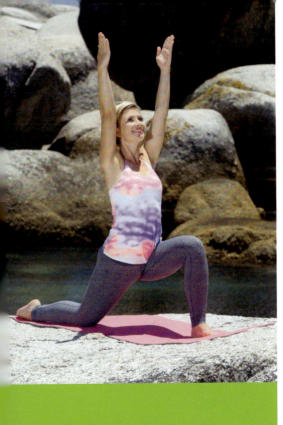

B

Das rechte Knie ablegen und den rechten Fußrücken auf den Boden drücken. Oberkörper und Arme anheben, die rechte Hüfte bewusst nach vorn drücken, Hüftbeuger und rechten Oberschenkel intensiv dehnen.

Durchführung
im Zusammenhang mit Übung 1 und 2 durchführen
Wiederholungen
3 x je Seite
Dauer
Endposition drei Atemzüge lang halten und dabei tief durch die Nase atmen

ÜBUNG 4

SEITLICHE KRIEGERHALTUNG

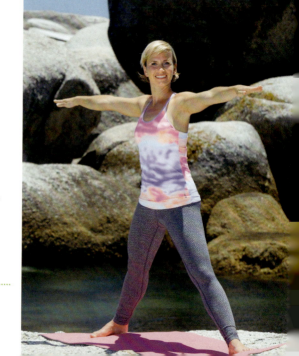

A

Weite Grätsche.
Linken Fuß nach vorn ausrichten, hinteren im 60-Grad-Winkel eindrehen. Füße im Boden verankern, Arme auf Schulterhöhe seitlich ausstrecken, Handflächen nach unten. Beine strecken.

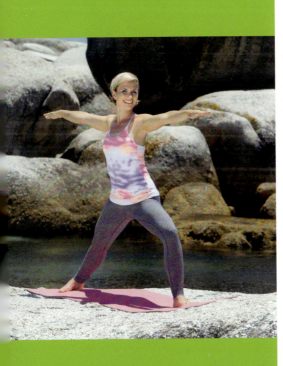

B
Bauch, Rücken und Beckenboden fest anspannen. Das linke Knie beugen, so tief es möglich ist. Dabei den Blick nach vorn richten. Oberkörper mittig halten. Knie senkrecht über dem Mittelfuß halten.

Durchführung
nach der letzten Wiederholung von Übung 3 anschließen
Wiederholungen
1 x je Seite
Dauer
fünf tiefe Atemzüge in der Endposition bleiben

ÜBUNG 5

DREIECKSPOSE

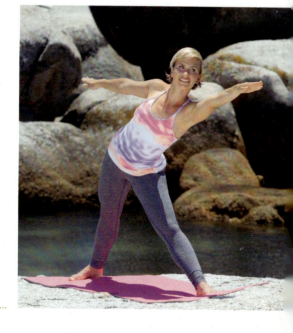

A

Beine grätschen, Füße wie in Übung 4 ausrichten. Hüfte nach rechts schieben und den Oberkörper nach links absenken, dabei die linke Hand zunächst nach vorn ziehen. Rechten Arm nach hinten strecken.

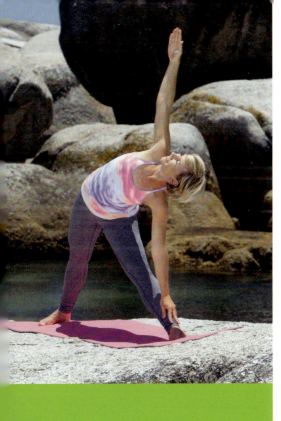

B
Linke Hand auf den linken Oberschenkel, das linke Schienbein oder das Fußgelenk setzen.
Den rechten Arm senkrecht nach oben ausstrecken.
Oberschenkel anspannen und Beine strecken.
Blick nach oben.

Durchführung
nach Übung 4
Wiederholungen
1 x je Seite
Dauer
Endposition 5 Atemzüge lang halten

ÜBUNG 6

BAUMHALTUNG

A
Aufrecht stehen, Füße geschlossen halten. Handflächen vor der Brust aneinander legen, Blick nach vorn. Gewicht nach links verlagern. Rechte Ferse an das linke Sprunggelenk legen, rechtes Knie beugen.

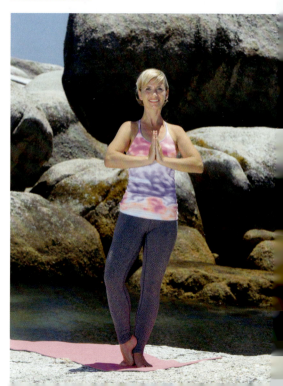

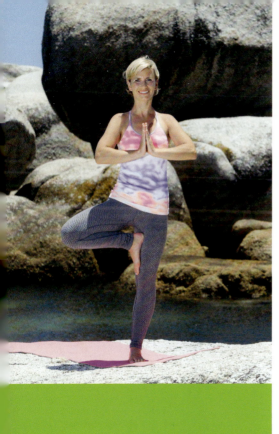

B
Linken Fuß bewusst in den Boden drücken. Rechtes Sprunggelenk greifen und den Fuß so hoch wie möglich an den linken Innenschenkel legen. Knie nach außen ziehen und die Hüften parallel halten.

Durchführung
nach Übung 5
Wiederholungen
1 x je Seite
Dauer
Endposition 3 Atemzüge lang halten

ÜBUNG 7

BRUSTDEHNUNG

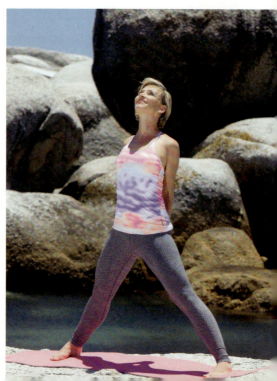

A
Aufrecht stehen,
weite Grätsche,
Füße parallel nach
vorn ausrichten.
Hände hinter dem Rücken
verschränken, Handballen
aneinander drücken.
Bauch und Beckenboden
fest, Blick nach oben,
einatmen.

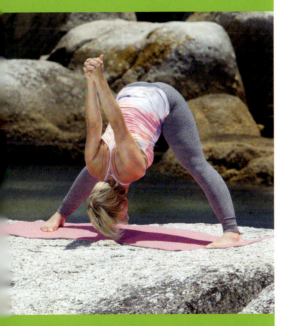

B
Mit der Ausatmung den Oberkörper aus der Hüfte heraus gerade nach vorn absenken und die Arme gleichzeitig so weit wie möglich über den Kopf ziehen. Beine anspannen, Kopf und Nacken locker lassen.

Durchführung
nach Übung 6
Wiederholungen
2 x insgesamt
Dauer
Endposition 3 Atemzüge lang halten

ÜBUNG 8

TISCHHALTUNG

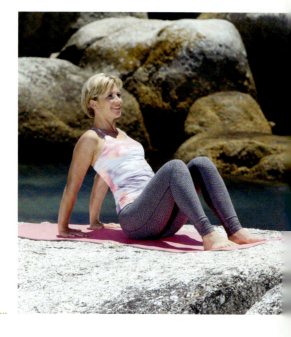

A
Aufrecht sitzen und die Hände 20 cm hinter dem Körper aufsetzen. Beckenboden anspannen, Schultern tief und Rücken gerade halten. Beine beugen, Füße etwa 30 cm vor dem Gesäß flach auf den Boden setzen.

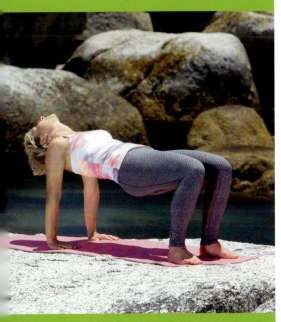

B
Hüfte anheben, bis Oberkörper und Oberschenkel auf einer Ebene sind. Füße weiterhin gleichmäßig in den Boden drücken, und wenn es sich angenehm anfühlt, den Kopf sanft in den Nacken sinken lassen.

Durchführung
nach Übung 7
Wiederholungen
2 x
Dauer
Endposition 5 Atemzüge lang halten

ÜBUNG **9**

WIRBELSÄULENSTRETCH

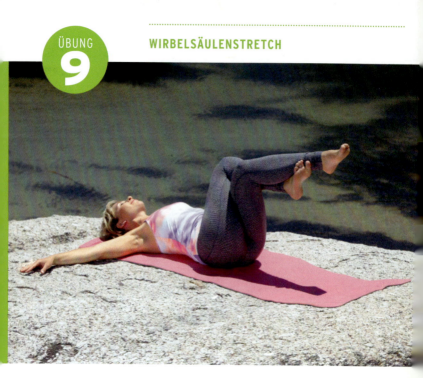

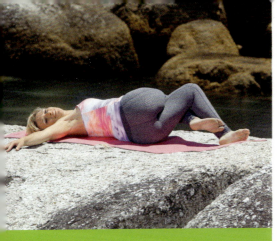

B
Beine sanft so weit wie möglich nach links sinken lassen, dabei Schultern auf dem Boden halten. Eventuell ein Kissen unterlegen. Den Kopf nach rechts drehen und in der Endposition tief durchatmen.

A
Rückenlage, Arme seitlich ausstrecken, Handflächen zum Boden.
Beine anheben und das rechte Bein doppelt um das linke schlingen: Oberschenkel überkreuzen, den rechten Fuß unters linke Fußgelenk.

Durchführung
nach Übung 8
Wiederholungen
1 x zu jeder Seite
Dauer
Endposition 5 Atemzüge lang halten

ÜBUNG **10**

BEINDEHNUNG

A
Aufrecht sitzen und den linken Fuß an den rechten Innenschenkel legen. Knie kippt nach außen. Knie eventuell mit Kissen stützen. Arme senkrecht nach oben heben, Rücken strecken, Brustbein heben.

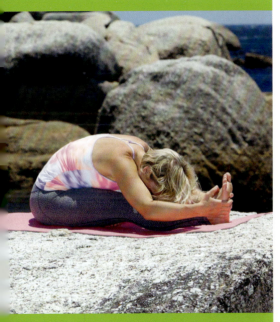

B
Mit einer Ausatmung den Oberkörper so gerade wie möglich aus der Hüfte heraus nach vorn absenken und das rechte Bein greifen, eventuell ein Kissen zwischen Bein und Oberkörper legen. Entspannen.

Durchführung
nach Übung 9
Wiederholungen
1 x je Seite
Dauer
Endposition 8 Atemzüge lang halten

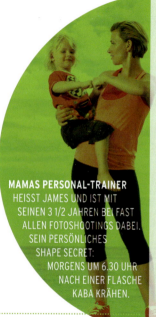

MAMAS PERSONAL-TRAINER
HEISST JAMES UND IST MIT
SEINEN 3 1/2 JAHREN BEI FAST
ALLEN FOTOSHOOTINGS DABEI.
SEIN PERSÖNLICHES
SHAPE SECRET:
MORGENS UM 6.30 UHR
NACH EINER FLASCHE
KABA KRÄHEN.

Bibliografische Information der Deutschen Nationalbibliothek
Die Deutsche Nationalbibliothek verzeichnet diese Publikation
in derDeutschen Nationalbibliografie; detaillierte bibliografische
Daten sind im Internet über http://dnb.dnb.de abrufbar.

1. Auflage 2014
ISBN 978-3-7688-3844-3
© Delius, Klasing & Co. KG, Bielefeld

Konzept und Text: Nina Winkler. Fotos: Justin Healy. Umschlaggestaltung und Layout: Felix Kempf. Produktion: Nina van Winkelsteen für Capestar Productions GmbH. Bildassistenz: Jonathan Berman. Lektorat: Niko Schmidt. Make-up und Stylingassistenz: Jennifer Mertens. Equipment: Direct Photographic and Visual Impact, Cape Town. Lithografie: scanlitho.teams, Bielefeld. Druck: Print Consult, Münch Top: Reebok, Hose: Under Armour

Alle Rechte vorbehalten! Ohne ausdrückliche Erlaubnis des Verlages darf das Werk weder komplett noch teilweise reproduziert, übertragen oder kopiert werden, wie z. B. manuell oder mithilfe elektronischer und mechanischer Systeme inklusive Fotokopieren, Bandaufzeichnung und Datenspeicherung.

Delius Klasing Verlag, Siekerwall 21, D - 33602 Bielefeld
Tel.: 0521/559-0, Fax: 0521/559-115, E-Mail: info@delius-klasing.de
www.delius-klasing.de

Haftungsausschluss: Die Ratschläge in diesem Buch sind sorgfältig erwogen und geprüft. Sie bieten jedoch keinen Ersatz für kompetenten medizinischen Rat. Alle Angaben in diesem Buch erfolgen daher ohne jegliche Gewährleistung oder Garantie seitens der Autorin und des Verla Eine Haftung der Autorin bzw. des Verlages und seiner Beauftragten für Personen-, Sach- und Vermögensschäden ist ausgeschlossen.